essentials

Essentials liefern aktuelles Wissen in konzentrierter Form. Die Essenz dessen, worauf es als „State-of-the-Art" in der gegenwärtigen Fachdiskussion oder in der Praxis ankommt. *Essentials* informieren schnell, unkompliziert und verständlich

- als Einführung in ein aktuelles Thema aus Ihrem Fachgebiet
- als Einstieg in ein für Sie noch unbekanntes Themenfeld
- als Einblick, um zum Thema mitreden zu können

Die Bücher in elektronischer und gedruckter Form bringen das Fachwissen von Springerautor*innen kompakt zur Darstellung. Sie sind besonders für die Nutzung als eBook auf Tablet-PCs, eBook-Readern und Smartphones geeignet. *Essentials* sind Wissensbausteine aus den Wirtschafts-, Sozial- und Geisteswissenschaften, aus Technik und Naturwissenschaften sowie aus Medizin, Psychologie und Gesundheitsberufen. Von renommierten Autor*innen aller Springer-Verlagsmarken.

Christian K. Spies

Häufige Läsionen am Daumen- und Fingerendglied

Differentialdiagnosen und Therapien

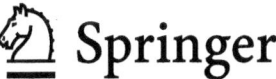 Springer

Christian K. Spies
Handchirurgie
Spital Langenthal, Spital Region
Oberaargau SRO AG
Langenthal, Schweiz

ISSN 2197-6708   ISSN 2197-6716   (electronic)
essentials
ISBN 978-3-662-71610-6   ISBN 978-3-662-71611-3   (eBook)
https://doi.org/10.1007/978-3-662-71611-3

Die Deutsche Nationalbibliothek verzeichnet diese Publikation in der Deutschen Nationalbiblio-
grafie; detaillierte bibliografische Daten sind im Internet über https://portal.dnb.de abrufbar.

Springer ist ein Imprint der eingetragenen Gesellschaft Springer-Verlag GmbH, DE und ist ein Teil
von Springer Nature.
Die Anschrift der Gesellschaft ist: Heidelberger Platz 3, 14197 Berlin, Germany

Wenn Sie dieses Produkt entsorgen, geben Sie das Papier bitte zum Recycling.

Was Sie in diesem *essential* finden können

- den anatomischen Aufbau des Finger- und Daumenendglieds einschließlich des Nagelplattenorgans
- die strukturierte Diagnostik am Finger- und Daumenendglied
- eine Übersicht über häufige Differentialdiagnosen
- einen Überblick über die operativen und konservativen Therapieverfahren

Einleitung

Die Hand und insbesondere die Endglieder der Finger und des Daumens sind außerordentlich exponiert und für Verletzungen und für Erkrankungen anfällig. Die Hand spielt im Leben des Menschen eine zentrale Rolle. Nicht nur im beruflichen Alltag, sondern auch im privaten Umfeld können Läsionen an den Endgliedern auftreten. Vornehmlich bei der Ausübung manueller, beruflicher Tätigkeiten oder bei Kontakt-, Ball- oder Risikosportarten erhöht sich das Risiko für Verletzungen an den Endgliedern. Diese Umstände untermauern die Bedeutung dieser Läsionen im medizinischen Alltag mit erheblichen sozio-ökonomischen Konsequenzen (Spies et al. 2014, 2018; Spies und Unglaub 2014).

Inhaltsverzeichnis

Ätiologie 1

Vor allem im handwerklichen Bereich können Verletzungen durch Werkzeuge und Maschinen entstehen. Diese reichen von Schnittverletzungen ohne Beteiligung neurovaskulärer Strukturen bis zu Amputationsverletzungen. Kapsel-Band Verletzungen sind typische Läsionen bei der Ausübung von Ball- oder Kontaktsportarten. Es werden Überstreckungen bzw. unphysiologische seitliche Auslenkungen mit Stauchungen im Gelenk verursacht (Orthner et al. 1987). Die randständigen Finger bzw. Daumen sind häufiger betroffen als die Mittel- und Ringfinger (Das Gupta et al. 1996). Die radialen Seitenbänder der Endgelenke sind hauptsächlich betroffen. Diese Bänder reißen in der Regel ursprungsnah ab (Kato et al. 2003; Miyake et al. 2012). Hyperextensionen führen fast immer zum Abriss der palmaren Platte am Ansatz oder zum Ausriss der palmaren, knöchernen Gelenklippe an der Endgliedbasis. Forcierte Beugungen des Endglieds können dagegen Ausrisse der dorsalen, knöchernen Gelenklippe verursachen (Kleinert und Verdan 1983). Diese Verletzungen können langfristig posttraumatische Arthrosen verursachen. Diese Arthrosen und die Heberden Arthrose können zunächst durch das Auftreten von Mukoidzysten klinisch evident werden. Diese Zysten können spontan perforieren oder werden von den Patienten selbst in Unwissenheit über die Konsequenzen eigenhändig eröffnet. Diese Integumentverletzung kann demzufolge schwerwiegende Infektionen verursachen. Auch Tierbissverletzungen im häuslichen Umfeld sind als Infektionsursache nicht selten. Dabei sind Katzenbisse aufgrund der Verletzungsmorphologie hinsichtlich der Infektionsgenese wesentlich gefährlicher einzuschätzen als Hundebisse. Es handelt sich dabei prinzipiell um Punktionsverletzungen durch die spitzen Fangzähne der Katzen mit Verschluss der Wunde im Nachgang. Dies führt zu einem anaeroben Milieu des Bisskanals. In diesem Zusammenhang können auch abgebrochene Zahnfragmente im Wundbett verbleiben. Hundebisse sind im Allgemeinen als Risswunden einzuordnen und verursachen demzufolge nicht konsekutiv ein anaerobes Milieu. Diese Unterschiede der Bissmuster bedingen die unterschiedlichen Aspekte dieser Verletzungen. In diesem Zusammenhang sind Paronychien die häufigsten Infektionsentitäten an der Hand (Bell 1978; Thornton und Lindau 2010).

Anatomie

2

2.1 Fingerendglied mit distalem Interphalangealgelenk und Nagelplattenorgan

Das Fingerendgelenk ist strukturell vergleichbar mit dem proximalen Interphalangealgelenk. Das radiale Gelenkkompartiment ist kleiner dimensioniert als das ulnare. Die Endgliedbasis weist radial und ulnar jeweils einen Höcker auf. An diesen Höcker inserieren die Seitenbänder, Anteile der tiefen Beugesehne, das Ligamentum phalangeale proprium (Flint Band) und Ausläufer des Cleland Bandes . Das Kollateralband verläuft flacher als das akzessorische Ligament. Die Ligg. phalangoglenoidale sind nicht immer am Endgelenk nachzuweisen. Die palmare Platte ist ebenfalls über Zügelbänder (check rein Ligamente) proximal verankert, die ihrerseits am A4-Ringband und an den Insertionen der Flexor digitorum superficialis (FDS)-Sehne entspringen. Somit ist eine Hyperextension über die Neutral-Stellung (0°-Stellung) möglich (Schmidt und Lanz 2003; Spies et al. 2018). Die Nagelplatte ist das herausragende Charakteristikum sowohl am Finger- als auch am Daumenendglied. Die Nagelplatte ist sowohl im Längs- als auch im Querdurchmesser konvex konfiguriert. Nach proximal ist diese Platte in einer circa fünf Millimeter dimensionierten Nageltasche eingebettet, die in einer engen räumlichen Beziehung zum Ansatz der Strecksehne an der Endgliedbasis steht. Seitlich erfolgt die Einbettung der Nagelplatte in Nagelfalze (Syn. Nageltasche: Furche zwischen Nagelplatte und Nagelwall), die mit Schweißdrüsen, Lymph- und Blutgefässen bestückt sind. In der Nageltasche erfolgt der Übergang in das nicht verhornte, epitheliale Hyponychium, das sich als haftende Unterlage für die Nagelplatte bis zum Sohlenhorn nach distal erstreckt. Distal davon hebt sich die Nagelplatte ab. Als Sohlenhorn wird somit am distalen Ende des Nagelbetts die Vereinigung von Nagelplatte, Hyponychium und die Hornhaut der Fingerkuppe

C. Spies, *Häufige Läsionen am Daumen- und Fingerendglied*, essentials, https://doi.org/10.1007/978-3-662-71611-3_2

bezeichnet. Das Sohlenhorn als verdickte Hornschicht verhindert das Eindringen von Fremdkörpern. Diese Struktur imponiert als gelbe Linie. Proximal am Ausgang der Nageltasche und auch bilateral über den Nagelfalze liegt ein freier verhornter Hautsaum, der vom Nagelwall fest auf der Nagelplatte aufliegt. Diese Struktur wird als Eponychium bezeichnet. Unterhalb bzw. peripher davon schließt die Cuticula die Nagelplatte ab. Sie verschließt die Nageltasche und schützt damit vor Fremdkörper Inkorporationen. Die Nagelplatte wird überwiegend von der germinativen Matrix proximal gebildet und das Wachstums beträgt durchschnittlich 0,1mm pro Tag (Horstmann 1957). Die Nageltasche wird aus zwei Blättern gebildet. Dorsal liegt das Eponychium, das am freien Nagelrand endet und palmar liegt das bereits erwähnte Hyponychium, das die gesamte Nagelplatte mit dem dazugehörigen Nagelbett verbindet. Vor allem der palmare Anteil der Nageltasche ist für das Nagelplattenwachstum verantwortlich. Die Nagelplatte wird somit nach distal vorgeschoben. Die Nagelzellen schieben sich in Schichten proximodorsal nach distopalmar übereinander. Im Gegensatz dazu beteiligt sich die sterile Matrix nur geringfügig an der Bildung der Nagelplatte. Diese Struktur ist reichlich mit Gefäßkapillaren ausgestattet und deswegen ausgezeichnet durchblutet. Das Nagelbett (Lectulus) ist eine bindegewebige Struktur mit aufliegendem Hyponychium, Nervenfasern, Sinnesrezeptoren und Gefäßen. Die vertikalen Kollagenstränge (Cristae lectuli unguis) des Nagelbetts fixieren die Nagelplatte an der Tuberositas der Endphalanx (Horstmann 1957). Die Nagelplatte ist in der Nageltasche über bindegewebige Querzügel an der Gelenkkapsel, an den Ligg. phalangoglenoidale, an den Ligg. phalangeale proprii (Flint Bänder) und am Periost des Endgliedes fixiert (Abb. 2.1). Dieses Konstrukt wird als Halfter bezeichnet, der auch noch mit dem Ansatz der Strecksehne in Verbindung steht (Mörike 1955). Palmar des Flint Bandes beginnt der palmare Abschnitt des Endglieds mit der Finger- bzw. Daumenbeere. Diese Struktur ist mit Druckkammern ausgestattet, wobei die Retinacula cutis als feste Bindegewebesepten von der Leistenhaut zur Tuberositas ziehen (Buck Gramcko 1973). Die Retinacula im Endgliedschaftbereich verankern an Haut und am Flint Band (Langer et al. 2011). Ferner kann die Fingerbeere in einen proximalen und distalen Abschnitt unterteilt werden. Der distale Sektor ist mit den Druckkammern und der straffen Anordnung der Retinacula cutis ausgestattet, wogegen der proximale Abschnitt durch ein lockeres, subkutanes Fettgewebe charakterisiert ist. Die Septen im distalen Sektor inserieren ausschließlich an der Tuberositas des Endglieds (Langer et al. 2011).

Die Blutversorgung wird über zwei arterielle Bögen gewährleistet, die Anastomosen zwischen den beiden Digitalarterien darstellen. Der proximale Gefäßbogen befindet sich palmar der Nageltasche und der distale Bogen auf Höhe der

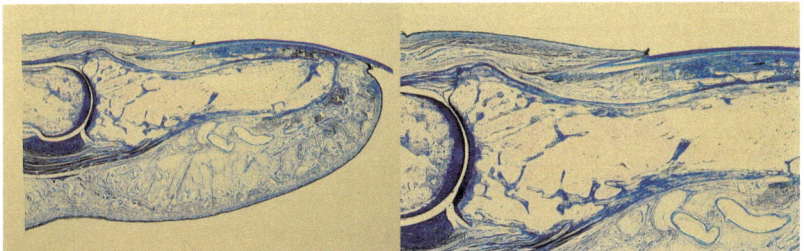

Abb. 2.1 Histologischer Längsschnitt durch das Fingerendglied einschließlich -endgelenk. (Mit freundlicher Genehmigung von PD Dr. med. C.K. Spies)

Tuberositas (Flint 1956). Die Gefässnervenbündel verlieren auf Höhe der Endgelenkbeugefurche nach distal ihre strikte Anordnung zueinander. Diese Strukturen befinden sich im mittleren bzw. palmaren Drittel des Endglieds. Die Haut des proximalen Nagelwalls wird durch longitudinal bzw. radiär zulaufende Gefäße versorgt. Am Paranychium verlaufen die Gefäße lediglich longitudinal und parallel (Sagiorni et al. 2004). Das Nagelbett wird bilateral durch jeweils zwei Arterien, die medial des Flint Bandes nach dorsal aufsteigen, versorgt. Der venöse Abfluss erfolgt über den Nagelwall nach dorsal. Die nervale Versorgung wird durch dorsale Äste der Digitalnerven sichergestellt (Schmidt und Lanz 2003).

2.2   Daumenendglied mit Interphalangealgelenk

Das Daumenendgelenk entspricht einem Scharniergelenk analog zu den Fingerendgelenken. Die palmare Platte ist allerdings massiver ausgeprägt und während der Endgliedbeugung erfolgt zusätzlich eine Pronation von 5–10°, die durch die spezifische Ausbildung der Gelenkpartner bedingt ist (Schmidt und Lanz 2003). Das Nagelplattenorgan entspricht prinzipiell dem anatomischen Aufbau an den Fingern.

Diagnostik 3

Die Anamnese sollte zielgerichtet und fokussiert sein. Diese ist der Untersuchung vorangestellt. Für Verletzungen sind insbesondere der Unfallmechanismus mit Gelenkstellung zum Zeitpunkt des Traumas, die Schmerzlokalisation und die Schmerzdynamik, der zeitliche Verlauf der Bewegungseinschränkung, Vorschädigungen, Einschränkungen im beruflichen und persönlichen Bereich, Voroperationen, erfolgte Therapien, Händigkeit, sekundärer Krankheitsgewinn und die Patientenerwartung wichtige Aspekte (Spies und Unglaub 2014, 2024). Schwellungen, Hämatome und Fehlstellungen sowie Durchblutungsstörungen sind aufgrund des dünnen Weichteilmantels an den Akren oftmals evident. Nach der Inspektion legt die sorgfältige Palpation einschließlich der angrenzenden Gelenke den Umfang der bildgebenden Diagnostik fest. Die Durchblutungskontrolle und die Beurteilung der 2-Punkte-Diskriminierung schließen zunächst die klinische Untersuchung ab. Bevor eine weiterführende klinische Untersuchung mit Stabilitätstestung der Gelenke erfolgt, sollte eine röntgenologische Bildgebung durchgeführt werden. Die nativ radiologische Bildgebung der Zielregion sollte in mindestens zwei zueinander streng senkrechten Ebenen erfolgen. Schräge Darstellungen können oftmals weitere Aspekte offenlegen (Bindra und Foster 2009; Blazar und Steinberg 2000). Gelenkspaltinkongruenzen müssen erkannt werden. Das V-Zeichen im Gelenkspalt weist in der seitlichen Aufnahme darauf hin. Dieses Zeichen wird durch die sich überkreuzenden Gelenkflächenangenten gebildet (Yao 2022). Diese Hinweise können manchmal bei Kindern mit nur partiell verknöchertem Skelett die einzigen Auffälligkeiten bei Dislokationen sein (Cornwall 2006).

C. Spies, *Häufige Läsionen am Daumen- und Fingerendglied*, essentials, https://doi.org/10.1007/978-3-662-71611-3_3

Nach der Bildgebung wird die klinische Untersuchung fortgesetzt. Diese sollte bei Gelenkverletzungen immer im Seitenvergleich erfolgen. Schmerzprovokation in Extension sind charakteristisch für Verletzungen der palmaren Platte. Die Stabilität in der Frontalebene überprüft die Integrität der Seitenbänder (Spies und Unglaub 2024). Die Demonstration der aktiven Bewegung beinhaltet auch die motorisch neurologischen Aspekte. Diesbezüglich erfolgt die Überprüfung des Streck- und Beugesehnenapparats. Es folgt die passive Bewegungsprüfung mit Erfassung des Bewegungsausmaß und die Testung der Kollateralband- bzw. Rotationsstabilität. Die Differenzierung zwischen passiver und aktiver Stabilität ist wichtig. In Neutralstellung (0°-Stellung) des Gelenks ist die palmare Platte gespannt und sorgt für Stabilität, somit sollte die Untersuchung in Radial- und Ulnarstress sowohl in Neutral- als auch in 30° Gelenkbeugung erfolgen (Yao 2022). Durch die Gelenkbeugung wird die palmare Platte entspannt. Dies ermöglicht die isolierte Überprüfung der Kollateralbänder.

Die Ligamentverletzungen werden in drei Grade eingeteilt (Johnson und Culp 2009; Kato et al. 2003):

Grad 1: Schmerzen, keine Instabilität,
Grad 2: Aufklappbarkeit mit festem Bandanschlag und stabilem Bewegungsausmaß,
Grad 3: instabil, kein fester Bandanschlag.

Die computertomografische Schnittbildgebung kann die knöchernen Läsionen in der Regel eindeutig quantifizieren. Die Ultraschall Diagnostik kann in Abhängigkeit der technischen Voraussetzungen und der Untersucher Expertise wegweisende Aspekte vor allem über den Weichteilmantel liefern (Johnson und Culp 2009).

Die kernspintomografische Bildgebung spielt vor allem bei Tumoren (Glomus Tumor) eine wichtige Rolle.

Verletzungen des Finger- und Daumenendglieds

Im Vordergrund stehen die Defektverletzungen, die vor allem beim Gebrauch von Werkzeugen und motorisierten Instrumentarien verursacht werden.

In diesem Zusammenhang ist eine adäquate Einteilung der Amputationsverletzungen für das weiteren Vorgehen und die interdisziplinäre Kommunikation unverzichtbar.

Für senkrecht zur Finger- bzw. Daumenachse verlaufende Amputationen hat sich die Klassifikation nach Allen bewährt (Allen 1980).

Allen Typ I – Amputation der Fingerpulpa bis zur distalen Nagelplattenbegrenzung

Allen Typ II – Amputation mit Beteiligung des Nagelbetts bis zur distalen Begrenzung der Tuberositas

Allen Typ III – Amputation mit Beteiligung des Endgliedschafts bis zur distalen Begrenzung der Lunula

Allen Typ IV – Amputation proximal der distalen Begrenzung der Lunula bis zum Interphalangealgelenk

Für schräge Amputationen hat sich zusätzlich die Klassifikation nach Fassler etabliert (Fassler 1996).

Fassler Typ A – nach palmar schräge Amputation ohne Nagelplatten- und Knochenbeteiligung

Fassler Typ B – nach palmar schräge Amputation mit Beteiligung der Nagelplatte und des Knochens

C. Spies, *Häufige Läsionen am Daumen- und Fingerendglied*, essentials, https://doi.org/10.1007/978-3-662-71611-3_4

Fassler Typ C – senkrecht zur Längsachse verlaufende Amputation mit ggf. Nagelplatten- und Knochenbeteiligung
Fassler Typ D – nach dorsal schräge Amputation mit Nagelplatten- und Knochenbeteiligung

4.1 Defektverletzungen

Die Versorgungsstrategie wird durch das Amputationsniveau bestimmt. Nachuntersuchungen zeigten, dass mittlerweile zahlreiche distale Defektverletzungen auch mit freiliegendem Knochen mit einem semiokklusiven Folienverband über mehrere Wochen erfolgreich behandelt werden können (Mühldorfer-Fodor et al. 2013; Unglaub et al. 2018). Vorteile dieser Verfahren sind zum einen das sehr gute ästhetische Remodeling der Finger- bzw. Daumenkuppe und zum anderen die sehr gute Erholung der sensiblen Innervation (Dimitrova Chakarova et al. 2025). Diese Versorgungsstrategie verdrängt zunehmend die VY Dehnungslappenplastik nach Tranquilli-Leali bzw. dessen Modifikation nach Atasoy (Atasoy et al. 1970). Für die VY-Dehnungslappenplastik wird direkt tangential auf dem Beugesehnenschlauch präpariert und der Lappen danach davon gelöst. Anschließend kann nach erfolgter Hautinzision die Verschiebung des Gewebes bis maximal 10 mm nach distal ermöglicht werden. Die Modifikation nach Atasoy beinhaltet die Präparation der Gefäß/Nervenbündel mit Durchtrennung des subkutanen Gewebestiels proximal, um einen größeren Mobilisationsradius zu ermöglichen. Definitionsgemäß handelt es sich dann um einen Insellappen.

In der Regel können Amputationsverletzungen Allen Typ 1 & 2/Fassler Typ A sehr gut mit einem semiokklusiven Folienverband versorgt werden. Allen Typ 3/ Fassler Typ B/C/D Defektverletzungen stellen eine Übergangssituation dar, wobei einerseits die Versorgungsstrategie von der präzisen Ausprägung des Defektes und des betroffenen Fingers bzw. Daumens abhängt. Ring- und Kleinfinger können aufgrund ihrer Funktion im Rahmen der globalen Handfunktion auch bei proximaleren Defekten innerhalb der o.g. Stadien suffizient mit einem semiokklusiven Folienverband versorgt werden, wobei insbesondere auf posttraumatische Nagelplattendeformierungen durch den Wegfall des knöchernen Lagers hingewiesen werden sollte (Abb. 4.1).

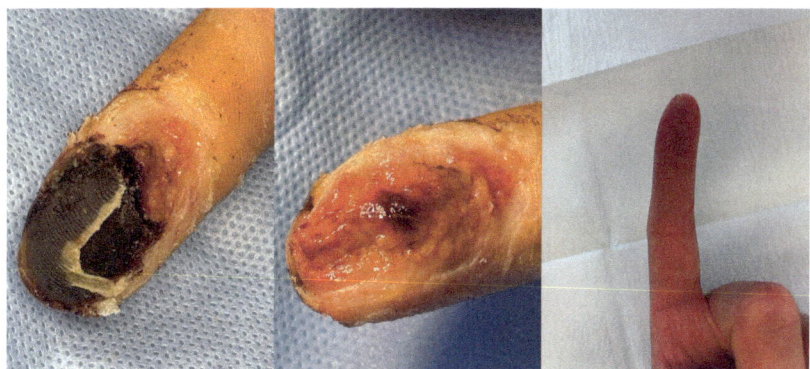

Abb. 4.1 Ausgeprägte Nekrose der Zeigefingerbeere nach Quetschverletzung (links), frei liegende Tuberositas der Endphalanx nach Nekrosektomie (mitte), Remodeling der Fingerkuppe nach 6- wöchigem Folienverband (rechts). (Mit freundlicher Genehmigung von PD Dr. med. C.K. Spies)

Mittel-, Zeigefinger und insbesondere Daumen haben bezüglich der Dexterität eine hervorgehobene Stellung in der Funktionshierarchie. In diesen Fällen werden bei proximalen Allen Typ 3/Fassler Typ B/C/D Defekten lokale Lappenplastiken bevorzugt. Insbesondere für Allen Typ 3/Fassler Typ B/C Amputationen kann der gefässgestielte Transpositionslappen nach Venkataswami angewandt werden (Abb. 4.2) (Spies et al. 2020). Diese Lappenplastik ist eine sehr zuverlässige Deckungstechnik, die verhältnismäßig einfach zu präparieren ist. Die Blutversorgung wird über das digitale Gefäßnervenbündel sichergestellt (Adani et al. 1997; Arsalan Werner et al. 2019; Venkataswami und Subramanian 1980). Die distale Transposition in den Defekt gelingt nur nach Durchtrennung der Grayson und Cleland Ligamente, die für die sichere und feste Fixierung der Haut zum darunter gelegenen Gewebe verantwortlich sind (Schmidt und Lanz 2003). Diese Lappenplastik ermöglicht eine sensible Defektdeckung nicht nur der Fingerkuppe, sondern auch des palmaren Mittelglieds. Damit wird eine belastbare und sensible Rekonstruktion des Defektes ermöglicht, die die Gebrauchsfähigkeit wiederherstellt (Spies et al. 2020).

Eine vergleichbare Deckungstechnik für den Daumen stellt der bipedikuläre Insellappen nach Epping dar (Epping 1992). Statt der Präparation eines Gefäßnervenbündels werden die beiden palmaren Bündel des Daumens durch eine V-förmige Hautinzision proximal der Grundgelenkbeugefurche präpariert und

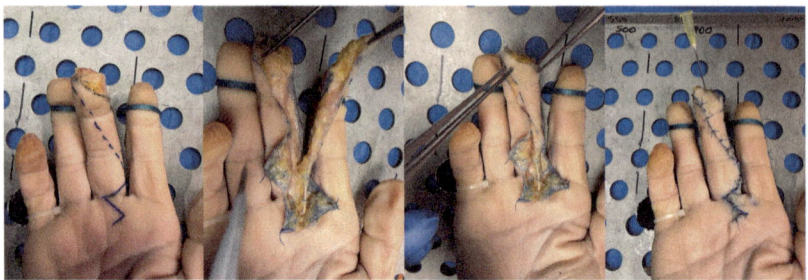

Abb. 4.2 Falldarstellung am ex-vivo Präparat: schräger Defekt an der Mittelfingerkuppe mit Beteiligung der Tuberositas und eingezeichnete Schnittführung zur Hebung des Transpositionslappens (links), gehobener, proximal gestielter homodigitaler Lappen nach Präparation des Gefäßnervenbündels bis in die proximale Hohlhand (links-mitte), nach distal mobilisierter Lappen in den Defekt (rechts-mitte), eingenähter Lappen (rechts). (Mit freundlicher Genehmigung von PD Dr. med. C.K. Spies)

mobilisiert. Damit wird die neurovaskuläre Defektdeckung, die für den Daumen essenziell ist, ermöglicht. Für Defekte an der Daumenkuppe, insbesondere Fassler Typ D, aber auch Fassler Typ C/Allen Typ 3/4 werden häufig Lappenplastiken vom dorsalen Aspekt des Daumens bzw. des Handrückens genutzt. In diesem Zusammenhang hat sich der retrograd-perfundierte, homodigitale Insellappen nach Brunelli bewährt (Abb. 4.3). Dieser Lappen basiert auf Anastomosen zwischen der ulnaren palmaren und ulnaren dorsalen arteriellen Versorgung des Daumens (Brunelli et al. 1999).

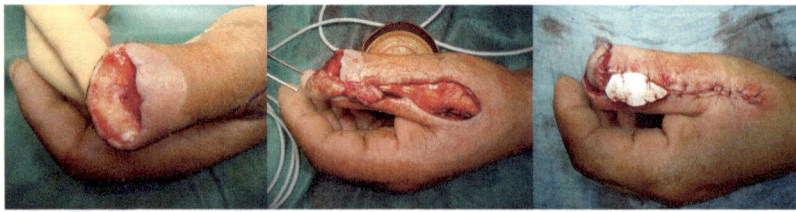

Abb. 4.3 Fassler Typ D Defekt am Daumenendglied (links), Hebung mit Rotation des distal gestielten Insellappens (mitte), eingenähter Lappen und temporäre Epigard Deckung des Stiels, um eine Kompression des Stiels zu vermeiden (rechts). (Mit freundlicher Genehmigung von PD Dr. med. C.K. Spies)

Vor allem für Fassler Typ D oder strikt dorsale Defekte am Fingerendglied kann der retrograd perfundierte, homodigitale Insellappen nach Oberlin genutzt werden (Oberlin 1994). Es ist in diesem Zusammenhang allerdings essenziell, dass die zweite Digitalarterie entsprechend überprüft wird (Allen Test, Dopplersonografie), um eine suffiziente Durchblutung des Fingers nach Hebung des Lappens zu gewährleisten. Voraussetzung ist eine intakte Edwards-Arkade. Für diese Lappenplastik wird nämlich die entsprechende Digitalarterie proximal abgesetzt. Dieser Lappen kann einerseits asensibel genutzt, aber auch mit sensiblem Anschluss durch Koaptation an den kontralateralen Digitalnerven eingesetzt werden. Den sensible Anschluss würde man vor allem bei Defektverletzungen an der Fingerbeere durchführen. Es ist darauf zu achten, dass das Gefäßnervenbündel nicht skelettiert wird, sondern dass genügend perivasküläres Fett- und Bindegewebe verbleibt, um den venösen Abfluss zu gewährleisten. Die Ruhigstellung erfolgt dann in einer entsprechenden Schiene unter Vermeidung von Druckbelastung auf den Lappen für sieben Tage bzw. mindestens bis zur Stabilisierung der Lappenperfusion. Entfernung des Nahtmaterials erfolgt nach 14 Tagen. Die Narbenmassage bzw. ein Lappenabhärtungstraining ist nach drei Wochen zu empfehlen. Sollten sich Bewegungseinschränkungen einstellen, wäre die handtherapeutische Beübung nach frühestens vier Wochen zu initiieren.

4.2 Strecksehnenläsionen in Zone 1

Es wird zwischen knöchernen Strecksehnenausrissen am Endglied in Zone 1 und gedeckten Rupturen unterschieden. Kann bei gedeckten Strecksehnenrupturen das Endglied aktiv in Neutralstellung gehalten werden, kann eine konservative Therapie mit Stack Schiene für 8 Wochen eingeleitet werden (Abb. 4.4).

In der Regel kann eine Heilung der Sehne dadurch erreicht werden. Häufig heilen diese Verletzungen mit einem minimalen Streckdefizit von 10-20° aus. Sollte sich allerdings ein ausgeprägter Streckverlust von 30° oder mehr einstellen, oder das Endglied kann initial nicht in Neutralstellung gehalten werden, wäre die operative Therapie zu empfehlen. Um den Kraftvektor der tiefen Beugesehne zu neutralisieren, hat sich eine temporäre Transfixation des Endgelenks bewährt (Abb. 4.5) (Graa et al. 2023). Ein treppenförmiger Zugang bzw. der Zugang nach Beasley ermöglichen eine suffiziente Darstellung des Situs. In der Regel werden in Matratzennaht Technik die Sehnenstümpfe genäht. Der Transfixationsdraht sollte frühestens nach sechs Wochen entfernt werden. Idealerweise sollte dieser für acht Wochen verbleiben, dann erfolgt der Bewegungsaufbau. Eine Belastungsfreigabe sollte allerdings erst nach zwölf Wochen erfolgen.

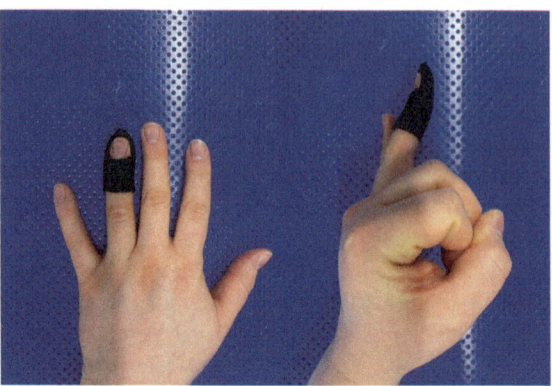

Abb. 4.4 Stack Schiene am Ringfinger. (Mit freundlicher Genehmigung von PD Dr. med. C.K. Spies)

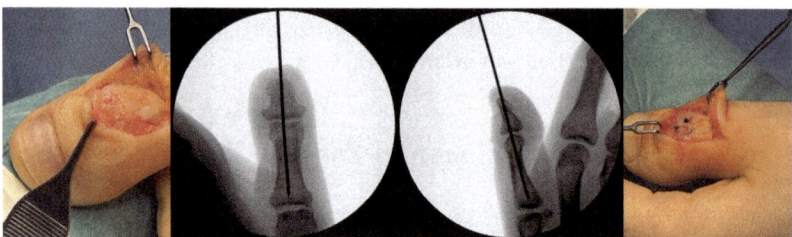

Abb. 4.5 Komplettruptur der Extensor pollicis longus (EPL)-Sehne über dem Daumenendgelenk (links), nativ-radiologische dorso-palmare (links-mitte) und seitliche (rechts-mitte) Projektion des Daumenendgelenks mit platziertem Transfixationsdraht durch das IP-Gelenk, Naht der EPL-Sehne (rechts). (Mit freundlicher Genehmigung von PD Dr. med. C.K. Spies)

Es können allerdings auch knöcherne Strecksehnenausrisse auftreten. Nicht dislozierte knöcherne Avulsionen können in gleicher Weise konservativ in der Stack Schiene für 6 Wochen therapiert werden. Dislozierte Avulsionen, Ausrissfragmente größer 30 % des Sagittaldurchmessers der Gelenkfläche oder auch Subluxationen im Endgelenk qualifizieren in der Regel für eine operative Therapie (Abb. 4.6). In der Adoleszenz zeigt sich oftmals ein kombiniertes Verletzungsmuster, das nicht allein als knöcherner Strecksehnenausriss definiert werden kann. In diesen Fällen ist auch die Wachstumsfuge betroffen. Demzufolge können Wachstumsstörungen zusätzlich auftreten. Die Läsion ist somit aus drei Perspektiven zu analysieren: Sehnenavulsion, Gelenkinstabilität und Wachstumsfugenverletzung (Abb. 4.6). In diesen Fällen ist die anatomische Reposition unter Minimierung der Traumatisierung des perifokalen Gewebes geboten. In diesem Zusammenhang ist der Patient auf posttraumatische Nagelplattendystrophien aufmerksam zu machen. Diese können durch die Verletzung an sich aber auch iatrogen durch den Zugang verursacht werden. Die Nachsorge hängt entscheidend von der Stabilität der Osteosynthese ab. Bei transfixierenden Drähten ist eine Stack Schiene nicht zwingend erforderlich. Dies trifft auch für die fest verankerte Krallenplatte zu. Allerdings sollte dies intraoperativ sorgfältig geprüft werden.

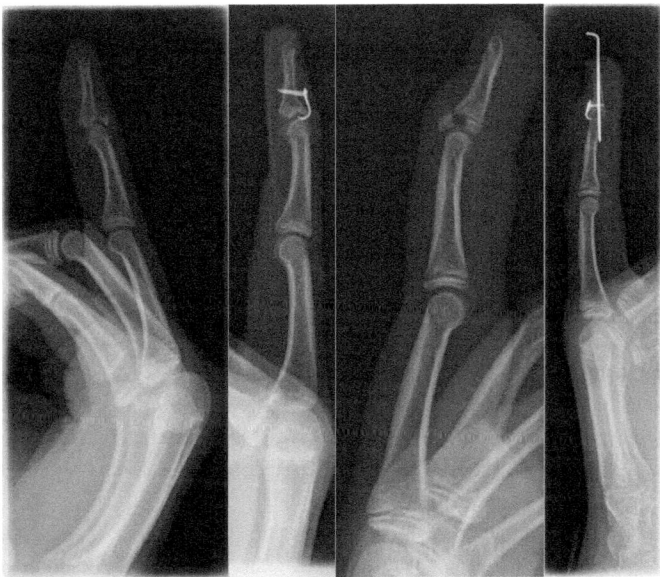

Abb. 4.6 Nativ-radiologische Bildgebung in seitlicher Projektion: dislozierter, knöcherner Strecksehnenausriss (links), Refixation des Fragments mit einer Krallenplatte (links-mitte), dislozierte Salter-3-Fraktur der Endgliedbasis (rechts-mitte), Refixation mit einer Krallenplatte und temporärer Endgelenktransfixation mit einem Draht (rechts). (Mit freundlicher Genehmigung von PD Dr. med. C.K. Spies)

4.3   Beugesehnenläsionen in Zone 1

Auch Beugesehnen Läsionen können auftreten. Im angelsächsischen Kulturkreis hat sich der Begriff „jersey finger" eingebürgert, da der oftmals knöcherne Ausriss der tiefen Beugesehne durch den Griff am Trikot (engl. jersey) eines Gegenspielers im Gemenge verursacht werden kann. Vor allem beim Rugby treten solche Verletzungen gehäuft auf. Eingeteilt werden diese Ausrisse nach Leddy/Packer (Leddy und Packer 1977)

Typ 1 Ligamentärer Ausriss mit Dislokation des proximalen Sehnenstumpfs in die Hohlhand

Typ 2 Ligamentärer Ausriss mit Dislokation des proximalen Sehnenstumpfs auf Höhe des Mittelgelenk

Typ 3 Knöcherne Avulsion mit Dislokation des proximalen Sehnenstumpfs auf Höhe des Mittelgliedkopfes

Die Indikation zur Refixation ist in allen Fällen gegeben. Für die präoperative Planung ist die Identifikation des proximalen Sehnenstumpfs elementar, da die Schnittführung geplant werden muss. Generell können Beugesehnen in den ersten 10 Tagen nach Trauma gut versorgt werden, wobei der Grundsatz gilt: „Je früher, desto besser". Ligamentäre, ansatznahe Rupturen können über verschiedene Techniken refixiert werden. Ankernähte in das Endglied oder auch Durchzugsnähte beispielsweise in der Technik nach Mantero oder nach Lengemann haben sich bewährt (Abb. 4.7) (Huq et al. 2009). Die Nachsorge hängt entscheidend von der Primärstabilität der Versorgung ab. Eine vorsichtige Nachbehandlung kann mit der Kleinert-Schiene zur passiven Beugung über Gummizügel oder Federn erfolgen. Stabile Versorgungen können allerdings auch frühfunktionell-aktiv nachbehandelt werden.

In diesem Zusammenhang sind vor allem Leddy/Packer Typ 3 Verletzungen sehr komplexe Läsionen, die oftmals sehr schwer zu versorgen sind. In Abhängigkeit der Fragmentgröße führt der knöcherne Beugesehnenausriß zu einer Destabilisierung des Endgelenks, somit liegt anatomisch-funktionell nicht nur eine Beugesehnenruptur, sondern auch eine schwerwiegende Gelenkverletzung vor (Abb. 4.8).

In diesen Fällen muss nicht nur eine suffiziente Refixation der Beugesehne an den Ansatz erfolgen, sondern das Gelenk erfordert auch eine anatomische Rekonstruktion.

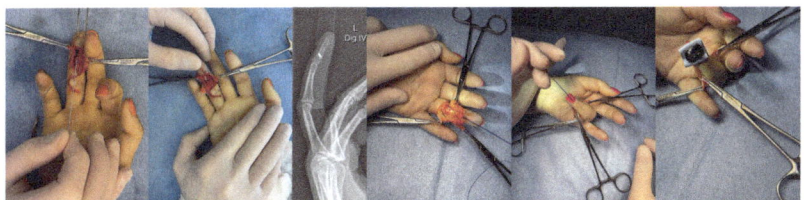

Abb. 4.7 Platzierter Anker in das Ringfinger Endglied nach ansatznahem Beugesehnenabriss (links), refixierte tiefe Beugesehne an das Endglied (links-mitte), seitliche, röntgenologische Bildgebung zeigt den regelrecht platzierten Schraubanker (links-mitte), armierte tiefe Beugesehne nach Bunnell (rechts-mitte), Durchzugsnaht nach Lengemann mit Ausleitung über der Nagelplatte (rechts-mitte), über einen Knopf geknüfte Naht (rechts). (Mit freundlicher Genehmigung von PD Dr. med. C.K. Spies)

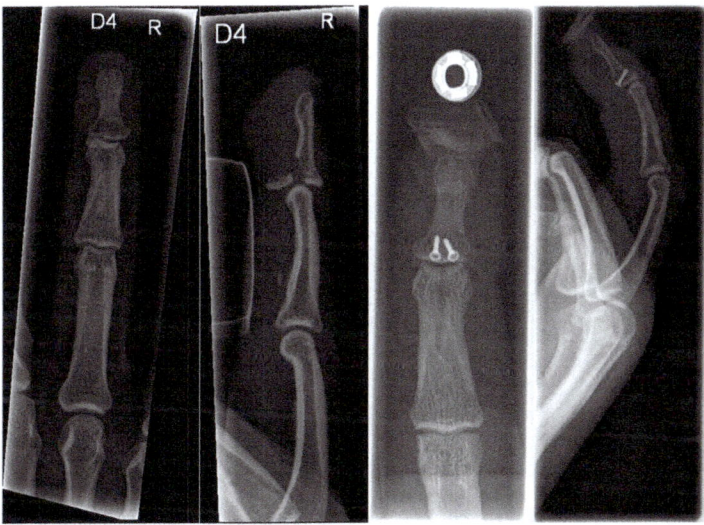

Abb. 4.8 Röntgenologische Bildgebung in dorso-palmarer (links) und seitlicher (links-mitte) Projektion zeigt die ausgeprägte knöcherne Avulsion der tiefen Beugesehne mit Subluxation im Fingerendgelenk, Refixation der Sehnenavulsion mit zwei 1,2 mm Schrauben mit Gelenkreposition (rechts-mitte, rechts). (Mit freundlicher Genehmigung von PD Dr. med. C.K. Spies)

4.4   Kapsulo-ligamentäre Läsionen des Endgelenks

Endgelenk Dislokationen sind trotz der kurzen Hebelarme und trotz der Gelenk nahen Ansätze der Streck- und Beugesehnen möglich. In der Regel werden dorsale Luxationen durch einen entsprechenden Kraftvektor verursacht. Oftmals ist die geschlossene Reposition erfolgreich (Abb. 4.9).

Die Reposition kann in Leitungsanästhesie unter Traktion und Flexion des Endglieds erfolgen. Besteht danach allerdings eine Gelenkinstabilität, wäre die Ruhigstellung in der Stack Schiene für zwei bis drei Wochen zu empfehlen (Abb. 4.4). Bei verhakten Gelenkluxationen oder -inkongruenzen ist die offene Reposition indiziert (Merrell und Slade 2011). Kapselstrukturen und vor allem die palmare Platte sind dann oftmals eingeschlagen (Palmer und Linscheid 1977). Auch die tiefe Beugesehne kann sich in das Gelenk einschlagen (Ghobadi und Anapolle 1994). Sowohl der palmare Zugang über Bruner-Inzisionen, als auch der dorsale Zugang kann diesbezüglich genutzt werden, um interponierte Strukturen zu lösen (Merrell und Slade 2011; Spies und Unglaub 2024).

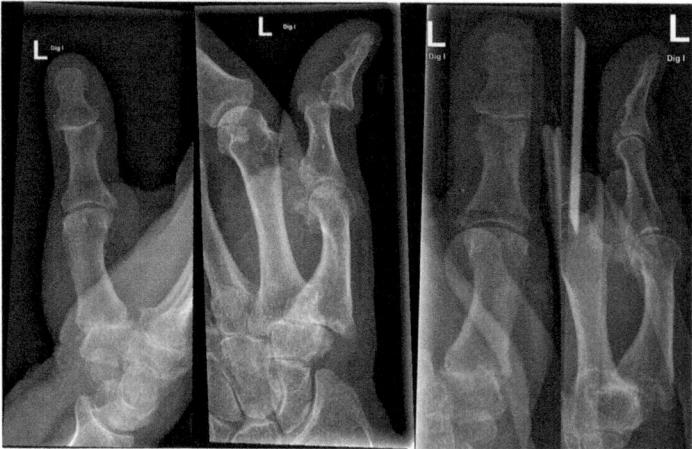

Abb. 4.9 Röntgenologische Bildgebung in dorso-palmarer und seitlicher Projektion: dorsale Daumenendgelenkluxation (links, links-mitte), nach geschlossener Reposition (rechts-mitte, rechts). (Mit freundlicher Genehmigung von PD Dr. med. C.K. Spies)

4.5 Verletzungen des Nagelplattenorgans

Typischerweise können Quetschungen des Endglieds ein subunguales Hämatom verursachen. Beteiligungen des Nagelbetts bis zu 50 % der Fläche können fakultativ je nach Symptomatik drainiert werden. Einblutungen über die Hälfte der Fläche sollten regelhaft durch Perforationen der Nagelplatte entlastet werden (Abb. 4.10). Durch die Einblutung kann nämlich eine dauerhafte Schädigung des Nagelbetts verursacht werden. Dies würde folglich zu einer Ablösung der Nagelplatte führen. Liegt zusätzlich eine Endgliedfraktur vor, wird formal eine geschlossene Fraktur durch die therapeutische Nagelplattenperforation in eine offene Fraktur überführt. Somit erfordert diese Behandlung ein steriles Umfeld.

Größere Kraftvektoren können ferner eine Nagelplattenluxation verursachen. Auch bei diesen Verletzungen würde eine offene Fraktur vorliegen (Abb. 4.10). Durch die sorgfältige Reposition der Nagelplatte kann dann einerseits eine „biologische" Schienung und Reposition der Endgliedfraktur bewerkstelligt werden und andererseits wird dadurch die Nagelplattentasche für das weitere ungestörte Wachstum der Nagelplatte offen gehalten. Durch randständige Perforationen der Nagelplatte kann diese sicher durch Einzelknopf- oder Matratzennähte am Paranychium fixiert werden. Nach drei Wochen sollten die Nähte spätestens

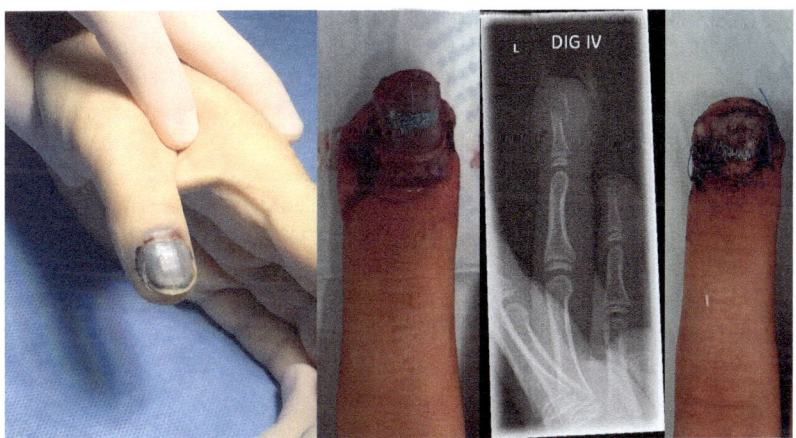

Abb. 4.10 Komplettes subunguales Hämatom am linken Daumen (links), komplette Nagelplattenluxation aus der Nageltasche (links-mitte) mit Fraktur der Tuberositas (rechts-mitte), reponierte und fixierte Nagelplatte (rechts). (Mit freundlicher Genehmigung von PD Dr. med. C.K. Spies)

entfernt werden, um den Vorschub der neuen Nagelplatte nicht zu behindern. Sollte die Nagelplatte nicht mehr vorhanden sein, dann wäre die Platzierung eines Kunstnagels aus den o.g. Gründen zu empfehlen. Weiterhin schützt dieser Kunstnagel vor Austrocknung des Hyponychiums, um damit eine Verhornung vorzubeugen. Dies würde zu einem Verlust der sicheren Nagelplattenhaftung auf dem Nagelbett führen.

4.6 Digitales Granuloma teleangiectaticum – Pyogenes Granulom

Ein oftmals posttraumatisches Phänomen stellt das pyogene Granulom dar (Abb. 4.11). Oftmals zeigt sich diese Entität nach einer Verletzung des Integuments. Womit das pyogene Granulom in der Regel palmar an Finger- bzw. Daumenbeere entsteht. Dieses imponiert sehr fragil und führt zu Blutungen nach minimalen Manipulationen. Das Wachstum der Raumforderung ist zentrifugal und schreitet oftmals bis zu ein bis zwei Zentimeter am Tag voran. Es zeigt sich im Verlauf eine zentrale Nekrose mit nachfolgender Ulzeration. Histologisch zeigen sich die typischen Befunde eines Granuloma teleangiectaticum: ulzeriertes Plattenepithel, geschichteter Aufbau, fibrinoleukozytäres Exsudat an der Oberfläche, angrenzend Granulationsgewebe und endotheliale Aktivierung der Kapillaren. Nach der Exzision der Raumforderung zeigt sich in der Regel das typische Pathergiephänomen mit sofortigem Nachwachsen des Tumors und exazerbiertem Lokalbefund. Somit ist eine chirurgische Therapie für diese Erkrankung aus dem Formenkreis der neutrophilen Dermatosen in der Regel nicht zielführend. Oftmals sind Immundefekte, chronisch entzündliche Darmerkrankungen oder myeloproliferative Prozesse als Begleiterkrankung zu beobachten. Es werden topische und systemische Kortisontherapien demzufolge empfohlen. Für die Diagnose ist die Anamnese richtungsweisend. Die Schwierigkeit für den unerfahrenen Behandelnden liegt in der Verwechselung mit anderen Entitäten. Bei Unsicherheiten ist eine intraläsionale Biopsie sicherlich zur Diagnosesicherung hilfreich. In Ausnahmefällen ist die Exzisionsbiopsie indiziert.

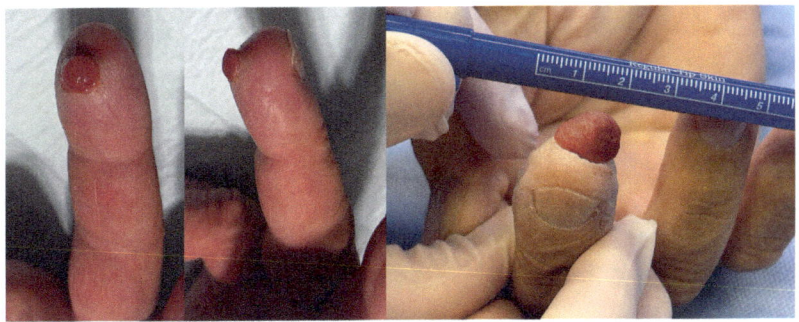

Abb. 4.11 Pyogenes Granulom an der Mittelfingerbeere nach Schnittverletzung. (Mit freundlicher Genehmigung von PD Dr. med. C.K. Spies)

Erkrankungen des Finger- und Daumenendglieds

5

5.1 Mukoid- und Epidermoidzyste

Die Mukoidzyte kann als Folge einer Arthrose des korrespondierenden Gelenks verstanden werden. Durch die intraartikuläre Pathologie wird vermehrt Synovialflüssigkeit gebildet und dies verursacht folglich eine Aussackung der Gelenkkapsel. Dies kann sich dann als Mukoidzyste manifestieren. Durch den erhöhten intraartikulären Druck wird oftmals die darüber liegende Haut geschädigt und ausgedünnt. Spontane Perforationen sind nicht selten. Dies kann folglich ein Gelenkempyem mit Begleitphlegmone verursachen (Abb. 5.1). Bevor dieser Fall eintritt, sollte die Zyste exzidiert werden. Die Patienten sollten allerdings darauf hingewiesen werden, dass die alleinige Exzision der Raumforderung nicht zu einer kompletten Sanierung führen kann, da die Ursache im Gelenk liegt. Demzufolge ist eine definitive Sanierung nur durch eine Behandlung der Arthrose zu erzwingen (siehe Abschn. 5.2). In der Regel wünschen die Patienten aber nicht die sofortige Versteifung, sodass eine Exzision mit dem darüber liegenden Integument die erste Option darstellt. Die Haut muss in diesen Fällen reseziert werden, da diese durch den Gewebedruck geschädigt wurde. Dies impliziert oftmals die Defektdeckung durch einen lokalen Verschiebelappen. Liegt bereits eine Infektion vor, dann reicht eine Exzision der Zyste nicht aus. In diesen Fällen muss nach infektiologischen Standards vorgegangen werden. Nach Ausräumung des Empyems erfolgt das radikale Debridement. Das Vorliegen einer Mukoidzyste impliziert bereits eine Arthrose, sodass eine Gelenk erhaltende Therapie in der Regel nicht mehr möglich ist. Essenziell ist neben dem radikalen Debridement die sichere Ruhigstellung, die am besten über einen temporären Fixateur externe gewährleistet werden kann (Abb. 5.1). In Kombination mit einer spezifischen

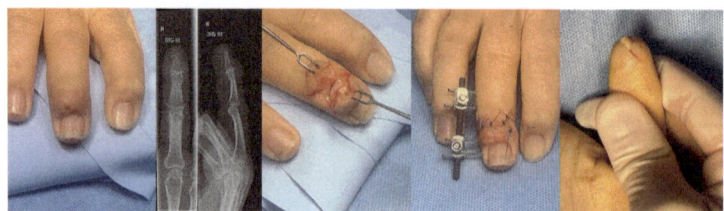

Abb. 5.1 Infizierte Mukoidzyste (links) bei ausgeprägter Heberden Arthrose am Mittelfinger (Röntgenbild in dorso-palmarer und seitlicher Projektion; links-mitte) mit Endgelenkempyem (mitte), nach Ausräumung und Fixateur externe Anlage (rechts-mitte), nebenbefundlich ausgeprägte Heberden-Knoten am Zeigefingerendgelenk (rechts-mitte), eröffnete Epidermoidzyste an einer Daumenbeere (rechts). (Mit freundlicher Genehmigung von PD Dr. med. C.K. Spies)

antibiotischen Therapie wird die Infektion behandelt, sodass dann eine definitive Arthrodese im Intervall angestrebt werden kann.

Die Epidermoidzyste hat eine andere Ätiologie. Oftmals bemerken die Patienten diese Raumforderung erst ab einer gewissen Größe. Die Konsistenz ist derb und die Raumforderung ist in der Regel nicht verschieblich, aber dennoch gut vom umliegenden Gewebe abgrenzbar. Diese Zysten werden durch Versprengung von Epithelzellen nach subkutan verursacht. Somit spielen Verletzungen des Integuments in der Entstehung dieser Zysten eine wichtige Rolle. Die Exzision der Raumforderung ist die einzig sinnvolle Therapie, wobei nicht nur der gips- bzw. lehmartige Inhalt, sondern auch die Pseudokapsel reseziert werden sollte (Abb. 5.1).

5.2   Heberden Arthrose

Als Heberden Arthrose wird die primäre Arthrose des Daumen- bzw. Fingerendgelenks definiert (Abb. 5.1). Die Arthrose ist eine der häufigsten Gelenkerkrankungen im Erwachsenenalter (Kloppenburg und Kwok 2011). Nach dem Handgelenk ist das Fingerendgelenk das am häufigsten betroffene Gelenk. Eine radiologische Arthrose kann bei bis zu 81 % der alternden Bevölkerung festgestellt werden (Dahaghin et al. 2005; Zhang et al. 2003). Heberden-Knoten am Endgelenk wurden in 58 % der Fälle bei Menschen über 60 Jahre in der US-amerikanischen Bevölkerung nachgewiesen (Dillon et al. 2007). Es kann keine spezifische Ursache der primären Arthrose zu geordnet werden. Differenzialdiagnostisch muss die sekundäre Arthrose abgegrenzt werden. Allerdings bestehen Risikofaktoren für die primäre Arthrose (Zhang et al. 2008; Manara et al. 2013; Botha-Scheepers et al. 2009; Riyazi et al. 2008; Jensen et al. 1999): weibliches Geschlecht, Alter über 40 Jahre, Menopause, familiäre Belastung, Übergewicht, Gelenklaxizität, berufliche Exposition oder erlittene Gelenkverletzung. Adipositas konnte in einer systematischen Übersichtsarbeit bei 64 % der untersuchten Studien (16/25) positiv mit einer Arthrose an der Hand assoziiert werden (Yusuf et al. 2010). Eine Meta-Analyse fand eine Assoziation zwischen bestimmten genetischen Konfigurationen und der Arthrose am Handskelett (Moxley et al. 2010). Im sechsten Lebensjahrzehnt steigt die Prävalenz der Arthrose deutlich an (Andrianakos et al. 2006; van Saase et al. 1989).

Therapeutisch wird zunächst die konservative Therapie mit nicht-steroidalen Antirheumatika empfohlen (Spies et al. 2018). Sollten darunter allerdings die Symptome nicht wesentlich zu kontrollieren sein, wird die Arthrodese als operative Möglichkeit favorisiert. In diesem Zusammenhang hat sich die Versteifung mit einer Doppelgewindeschraube in Neutralstellung des Endgelenks bzw. diskreter Beugestellung in Abhängigkeit der Patienten Anforderung bewährt (Spies et al. 2017). Eine Entlastung für sechs Wochen bzw. bis zur definitiven Konsolidation sollte eingehalten werden.

5.3 Glomus Tumor

Diese Entitäten sind pathologische Veränderungen des Glomus Körpers, der für die Thermoregulation und den kapillären Blutfluss verantwortlich ist. Diese Tumore können überall auftreten, sind aber an der Hand vor allem in der subungualen Region am häufigsten anzutreffen (Netscher et al. 2012). Diese Raumforderungen verursachen massive Schmerzen unter mechanischem Druck. Patienten beklagen auch oft eine Kälteintoleranz. Ein umschriebener, massiver Schmerz an der Fingerkuppe bzw. unter der Nagelplatte ist hinweisend für diese Pathologie. Im Bereich der Akren sollte der Glomus Tumor immer als Differentialdiagnose in Betracht gezogen werden. Die kernspintomografische Diagnostik ist in der Regel wegweisend (Abb. 5.2). Die Therapie der Wahl ist die Enukleation.

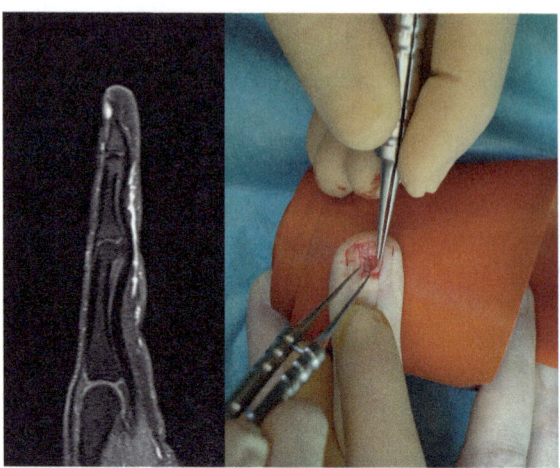

Abb. 5.2 Kernspintomografische Darstellung des Glomus Tumors unter der Nagelplatte (links), Präparation des Tumors nach Mobilisation der Nagelplatte (rechts). (Mit freundlicher Genehmigung von PD Dr. med. C.K. Spies)

5.4   Kalziumpyrophosphat Depot (CPPD) – akutes Kalksalz Depot

Akute, paraartikuläre Ausfällungen von Kalziumpyrophosphat Kristalle verursachen plötzliche, massive, lokalisierte Schmerzen. In der Regel geht dies mit Überwärmung, Rötung und Schwellungen einher. Die Abgrenzung zu einem Panaritium ist insbesondere dann erschwert, wenn röntgenologisch noch kein Kalk Depot sichtbar ist. Allerdings zeigt sich typischerweise am Punktum maximum der Schmerzen ein Kalksalz Depot (Abb. 5.3). Fieber, Lymphadenopathie oder erhöhte, laborchemische Entzündungsparameter sind in der Regel nicht nachweisbar. Die Therapie ist symptomatisch mit Gabe von nichtsteroidalen Antirheumatika und kurzzeitiger Ruhigstellung. Fakultativ können feuchte Verbände den akuten Entzündungsreiz lindern.

Abb. 5.3
Nativ-radiologische,
seitliche Projektion des
Daumens zeigt ein Kalksalz
Depot in der Daumenkuppe.
(Mit freundlicher
Genehmigung von PD Dr.
med. C.K. Spies)

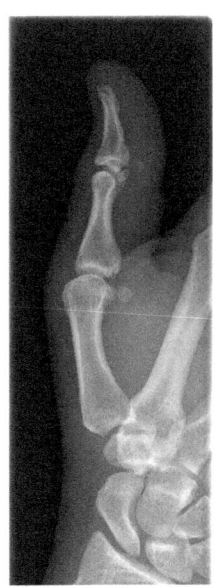

5.5   Gichtarthropathie

Die Gichtarthropathie basiert auf einer Störung des Purinstoffwechsels und ist primär eine internistische Erkrankung. Durch die dekompensierte Stoffwechsellage bilden sich Urat Kristalle im Gewebe. Vornehmlich sind periartikuläre Strukturen betroffen (Abb. 5.4). Durch die Größenzunahme der Ablagerungen können Integumentperforationen verursacht werden. Im weiteren Verlauf können sich diese infizieren. Die Ausbildung einer Phlegmone und/oder eines Empyems ist/sind die Folge. Dieser Verlauf sollte unbedingt vermieden werden. Problematisch erweist sich einerseits die operative Therapie, da das Integument sich über der Raumforderung als sehr fragil darstellt und die Ausräumung der Ablagerungen nie in toto möglich ist (Abb. 5.4). Oftmals gehen diese ausgeprägten Ablagerungen mit massiven Gelenkdestruktionen einher, sodass der Erhalt der Gliedmaße in der Regel gefährdet ist. Demzufolge liegt der Fokus der Therapie vor allem auf der Sekundärprophylaxe. Eine operative Therapie sollte möglichst vermieden werden, da das Risiko einer Amputation immer in Betracht gezogen werden muss. In diesen Fällen unterliegt das chirurgische Vorgehen den Prinzipien der Amputationschirurgie.

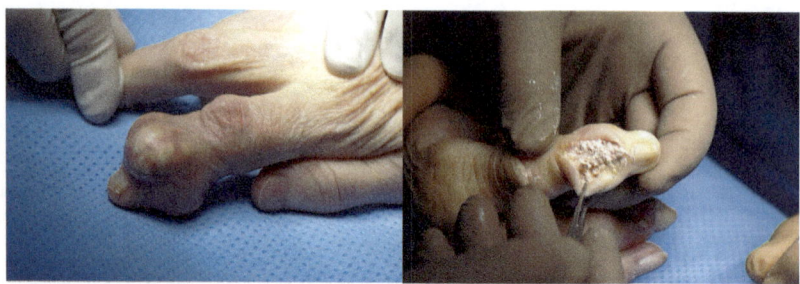

Abb. 5.4 Ausgeprägte Gichtablagerungen um das Zeigefingerendgelenk (links), operative Ausräumung des Befundes (rechts). (Mit freundlicher Genehmigung von PD Dr. med. C.K. Spies)

Infektionen am Finger- und Daumenendglied

6

6.1 Paronychie und Panaritium

Die Paronychie ist die häufigste Infektionsentität an der Hand (Bell 1978; Thornton und Lindau 2010). Oftmals sind kleine, unbemerkte Läsionen in der Nagelfalz, beispielsweise durch Dornen, Holzsplitter oder Vergleichbares verursacht, verantwortlich für die Entstehung von Infektionen. Auch die „übertriebene Maniküre" mit Verletzung des Eponychiums bzw. der Cuticula kann das Eindringen von Pathogenen provozieren (Ellis 1965). Einrisse im Eponychium können irritieren, sodass diese von manchen Patienten mit den Zähnen abgerissen werden. Dies kann die Inokulation von Pathogenen der Mundflora fördern. Die häufigsten Keime sind Staphylokokken, Streptokokken und Mischinfektionen (Browder 1929), wobei Staphylokokken wesentlich häufiger nachzuweisen sind (Pohl 1948). Auffällig scheint bei Staphylokokkeninfektionen die definierte Abgrenzung der Infektion mit Eiter und die geringere Tendenz zur Ausbreitung in tiefere Gewebeschichten zu sein. Diese Infektionen heilen in der Regel nach einer fachgerechten operativen Sanierung schnell ab. Im Gegensatz dazu kann man die Streptokokkeninfektionen nicht eindeutig vom Umgebungsgewebe abgrenzen. Statt Eiter zeigt sich oftmals nur trübes Sekret und die Ausbreitung erfolgt in der Regel sehr schnell. Bei hartnäckigen Infektionen sollten vornehmlich Trichophyten, Moniliasis, Mykobakterien und Treponema pallidum in Erwägung gezogen werden (Butler 1950). Eine grüne Nagelplatte kann auf Pseudomonas aeruginosa hindeuten (Langer et al. 2014).

Eine Herpesinfektion stellt eine häufige virale Differentialdiagnose dar und sollte nicht operativ behandelt werden, da das Risiko einer systemischen Aussaat mit massiven Komplikationen (beispielsweise konsekutive virale Enzephalitis) bestehen kann (Gill et al. 1988).

© Der/die Autor(en), exklusiv lizenziert an Springer-Verlag GmbH, DE, ein Teil von Springer Nature 2025
C. Spies, *Häufige Läsionen am Daumen- und Fingerendglied*, essentials,
https://doi.org/10.1007/978-3-662-71611-3_6

Die Symptome sind in der Regel schleichend mit diskreter Rötung und Berührungsempfindlichkeit. Im Verlauf kann ein „pochender" Schmerz vor allem nachts hinzutreten. Mit Zunahme der Schwellung und Rötung zeigen sich Stellen mit gelblicher Färbung, die auf Eiter im Nagelwall hindeuten. Die Symptome erstrecken sich in der Regel in Lymphabfluss Richtung von dorsal nach proximal. Diese Infektionen werden primär klinisch diagnostiziert, wobei eine nativ-radiologische Bildgebung zum Ausschluss einer Osteitis bzw. eines röntgendichten Fremdkörpers zu empfehlen ist. Differentialdiagnostisch spielt sicherlich im Frühstadium die Herpesinfektion ein Rolle (Gross 2001). Bei persistierenden Effloreszenzen sollten zusätzlich Psoriasis und maligne Raumforderungen ins Kalkül gezogen werden (John 1956; Rigopoulos et al. 2008). Eine laborchemische Bestimmung der Entzündungsparameter ist in diesem Zusammenhang nicht wegweisend, da in der Regel diese Parameter nicht pathologisch alteriert sind.

In Anfangsstadium der Infektion zeigt sich oftmals noch kein eindeutig abgrenzbarer Befund und eine konservative Therapie mit Ruhigstellung, desinfizierenden Bädern und ggf. systemischer Antibiotika Applikation scheint vertretbar.

Die Einteilung der Paronychie erfolgt klassischerweise für die Infektion am Paranychium. Die Infektion am proximalen Nagelwall wird Eponychie und am distalen Nagelplattenrand Hyponychie genannt. Stadium I (Syn. Umlauf) betrifft die Infektion im Niveau der Haut. Die Dermis ist nicht perforiert. Die Infektion bzw. Eiterblase kann sich entlang des Nagelwalls schnell ausbreiten (Abb. 6.1). In der Regel reicht die Abtragung des Blasendeckels zur Ausräumung und Sanierung aus. Eine zusätzliche antibiotische Therapie ist nicht notwendig.

Das Stadium II der Paronychie beschreibt eine Infektion im Bereich der Nagelfalz. Ein Abszess ist vordergründig nicht sichtbar. Manchmal können initial feuchte, desinfizierende Verbände das Integument aufweichen und somit zu einer spontanen Eiterentlastung führen (Kanavel 1914). Allerdings sollte eine Gewebenekrose aus chirurgischer Sicht jederzeit vermieden werden, sodass eine chirurgische Intervention zeitnah zu empfehlen ist. Es kann versucht werden mit einem Elevatorium das Eponychium vorsichtig anzuheben, sodass die Nagelfalz einsehbar wird und man Zugang zum Verhalt erhält. Die Nagelplatte kann dadurch schonend angehoben werden, um eine Ausräumung der Eiteransammlung zu erzwingen. Diese Eingriffe sollten unter Lupenbrillenvergrößerung vorgenommen werden. Diese Eingriffe sind in der Regel ohne Lokalanästhesie und Fingerblutleere möglich. Die entleerte Eiterhöhle sollte danach sorgfältig gespült und gereinigt werden. Ein Feuchtverband für einige Tage ist ausreichend. Eine antibiotische Therapie ist somit nicht notwendig.

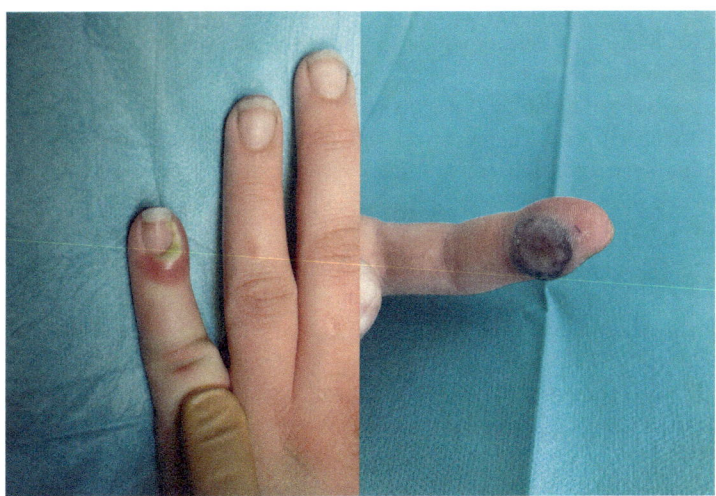

Abb. 6.1 Paronychie Stadium I (Syn. Umlauf) am Kleinfinger (links), Kragenknopfpanaritium Stadium III nach Mann. (Mit freundlicher Genehmigung von PD Dr. med. C.K. Spies)

Stadium III der Paronychie setzt den Befall tieferliegender Strukturen voraus. Die Infektion perforiert das Integument und bildet einen echten Abszess. Der operative Eingriff ist in der Regel nur mit Anästhesie möglich. Ziel des chirurgischen Vorgehens ist die vollständige Entfernung der Nekrose und des infizierten Gewebes. Demzufolge ist eine Lascheneinlage zum Abfluss nach Inzision nicht ausreichend, da nur verflüssigtes Gewebe abfließen kann (Langer et al. 2014). Primär sollte über die Nagelfalz auf die Infektion zugegangen werden. Dies ermöglicht ein schonendes Debridement. Mit dem Skalpell oder dem scharfen Löffel kann das Gewebe entfernt werden. Sterile Kochsalzlösung zum Spülen ist zu bevorzugen. Antiseptische Lösungen können Gewebereaktionen verursachen, die Infektionen imitieren (Franz und Vögelin 2012; Hülsemann und Habenicht 2009). Bei einem massiven Befund im Nagelwall empfiehlt sich die Inzision des Paranychiums von der Nagelfalz aus. Dadurch wird die Verletzung des Nagelbetts vermieden. Es sollte auf eine ausreichende Hautbrücke (mindestens fünf Millimeter Abstand zum Nagelwall und die parallel geführte Hautinzision sollte das Doppelte dieses Abstands in der Länge nicht überschreiten: Risiko der Nekrose) geachtet werden (Langer et al. 2014). Bilaterale Inzisionen im Bereich des Paranychiums sollten aufgrund von Hautretraktionen vermieden werden. Findet

sich nun eine Eiteransammlung im Hautniveau und gleichzeitig im Subkutange-
webe, die durch eine Perforation der Basalzellschicht verbunden sind, wird diese
Konstellation als Kragenknopfpanaritium bezeichnet (Abb. 6.1). Die Schmerzen
sind dann wesentlich ausgepägter als bei oberflächlichen Infektionen im Hautniveau. Postoperativ sollten Feuchtverbände und mehrmalige, tägliche Fingerbäder
für einige Tage appliziert werden. Dies verhindert die Krustenbildung und den
sekundären Sekretverhalt.

Im Stadium IV breitet sich die Infektion zusätzlich im Bereich des Nagelbetts
aus. In diesen Fällen müssen die entsprechenden betroffen Nagelplattenab-
schnitte entfernt werden. Es sollte unbedingt eine iatrogene Verletzung des Hyponychiums vermieden werden. Wenn mehr als die Hälfte des Nagelbetts betroffen
ist, bietet sich die komplette Entfernung der Nagelplatte an. Das entdeckelte
Nagelbett sollte für zwei bis drei Wochen vor Austrocknung geschützt werden, da
die Austrocknung die Epithelisierung mit Verlust der Nagelplattenhaftung fördert.

Im Stadium V werden auch Knochen und/oder die Sehnenscheide infiltriert.
In diesem Stadium steigt das Risiko der Amputation, sodass eine frühzeitige
chirurgische Intervention essenziell ist.

Die Eponychie ist durch den Befall des proximalen Nagelwalls charakterisiert. In diesen Fällen ist das Risiko von Nagelplattenwachstumsstörungen
deutlich erhöht. Auch die Ausbreitung in das Endgelenk ist naheliegend. Eine
einseitige radiäre Hautinzision ist ausreichend. Auf bilaterale, radiäre Inzisionen
sollte aufgrund der Gefährdung des Lymphabflusses und der germinativen Matrix
verzichtet werden (Langer et al. 2011).

Ein Befall im Bereich des Sohlenhorns wird als Hyponychie bezeichnet. In
diesen Fällen reicht die Entfernung der betroffenen Nagelplatte oftmals aus. Eine
T-förmige Inzision sollte aufgrund von Narbenbildungen mit Retraktionen und
ästhetischen Komplikationen unbedingt vermieden werden (Langer et al. 2011).

Infektionen im Bereich des Druckkammersystems der Finger- bzw. Daumenbeere werden nach Mann eingeteilt (Mann 1988). Im Stadium 1 sind nur wenige
Kammern befallen und die Nekrose ist begrenzt. Stadium 2 ist durch die Eiter-
ausbreitung über die meisten palmaren Druckkammern charakterisiert, wobei
weder Knochen noch Haut tangiert sind. Das Stadium 3 bezeichnet die Befall
der gesamten Finger- bzw. Daumenbeere von der Haut bis zum Knochen. Das
letzte Stadium ist durch den zusätzlichen Befall von Knochen und Hautperfora-
tionen definiert. Klinisch imponiert die Infektion durch massive Schmerzen, da
es zu einer ausgeprägten Drucksteigerung in den Kammern durch Stoffwechsel-
produkte und Anschoppung von Leukozyten kommt. Die Nachtruhe wird dadurch
regelmäßig durchbrochen. Der Geweberturgor ist im Vergleich zu den Nachbarfin-
gern massiv erhöht. Durch das Kammersystem besteht eine eindeutig Begrenzung,

weswegen es bei Beugung und Streckung des Fingers bzw. Daumens zu keiner Exazerbation kommt. Analog zur Behandlung der Paronychie erfolgt die radikale aber schonende Exzision der Infektionsherde mit den Gewebenekrosen. Im Unterschied zur Paronychie sollten im Bereich der Finger- bzw. Daumenbeere sämtliche befallene Druckkammern eröffnet und gesäubert werden.

Generell gilt sowohl für die Paronychie als auch für das Panaritium, dass der Abszess in toto reseziert werden muss, um die Infektionskaskade zu stoppen. Feuchtverbände und Fingerbäder sorgen für eine ausreichende postoperative Drainierung, Hemmung des Bakterienwachstums und Schmerzlinderung. Eine primärer Wundverschluss wird somit nicht angestrebt. Sollte eine antibiotische Therapie zusätzlich notwendig sein, so sind als kalkulierte Therapie Cephalosporine, Clindamycin oder Amoxicillin mit Clavulansäure zu empfehlen. Eine mikrobiologische Untersuchung kann nicht immer den Keim identifizieren. Bei Hinweise auf eine Mischinfektion sollte die antibiotische Therapie breit gefächert sein (Brook 1993; Ritting et al. 2012).

Was Sie aus diesem *essential* mitnehmen können

- eine Übersicht über den anatomischen Aufbau des Daumen- und Fingerendglieds einschließlich des Nagelplattenorgans
- Die klinische Relevanz häufiger Verletzungen und Erkrankungen an den Endgliedern
- Differenzierte Analyse und Therapie der Krankheitsbilder bzw. der Verletzungsmuster

© Der/die Herausgeber bzw. der/die Autor(en), exklusiv lizenziert an   35
Springer-Verlag GmbH, DE, ein Teil von Springer Nature 2025
C. Spies, *Häufige Läsionen am Daumen- und Fingerendglied*, essentials,
https://doi.org/10.1007/978-3-662-71611-3

Literatur

Adani R, Busa R, Castagnetti C, Bathia A, Caroli A (1997) Homodigital neurovascular island flaps with „direct flow" vascularization. Ann Plast Surg 38: 36–40

Allen MJ (1980) Conservative management of finger tip injuries in adults. Hand 12: 257–265

Andrianakos AA, Kontelis LK, Karamitsos DG, Aslanidis SI, Georgountzos AI, Kaziolas GO, Pantelidou KV, Vafiadou EV (2006) Dantis PC (2006) Prevalence of symptomatic knee, hand, and hip osteoarthritis in Greece. The ESORDIG study. J Rheumatol 33: 2507–2513

Arsalan-Werner A, Brui N, Mehling I, Schlageter M, Sauerbier M (2019) Long-term outcome of fingertip reconstruction with the homodigital neurovascular island flap. Arch Orthop Trauma Surg 139: 1171–1178

Atasoy E, Ioakimidis E, Kasdan ML, Kutz JE, Kleinert HE (1970) Reconstruction of the amputated finger tip with a triangular volar flap. A new surgical procedure. J Bone Jt Surg Am 52(5): 921–926

Bell MS (1978) The changing pattern of pyogenic infections of the hand. Hand 8: 298–302

Bindra RR, Foster BJ (2009) Management of proximal interphalangeal joint dislocations in athletes. Hand Clin 25(3): 423–435

Blazar PE, Steinberg DR (2000) Fractures of the proximal interphalangeal joint. J Am Acad Orthop Surg 8(6): 383–390

Botha-Scheepers S, Riyazi N, Watt I, Rosendaal FR, Slagboom E, Bellamy N, Breedveld FC, Kloppenburg M (2009) Progression of hand osteoarthritis over 2 years: a clinical and radiological follow-up study. Ann Rheum Dis 68: 1260–1264

Brook I (1993) Paronychia: a mixed infection. Microbiology and management. J Hand Surg 18B: 358–359

Browder J (1929) Paronychia and felons. Am J Surg 6: 535–537

Brunelli F, Vigasio A, Valenti P, Brunelli GR (1999) Arterial anatomy and clinical application of the dorsoulnar flap of the thumb. J Hand Surg Am 24(4): 803–811

Buck-Gramcko D (1973) Komplikationen nach oberflächlichen Eiterungen an Hand und Finger. Langenbeck Arch Klin Chir 334: 505–508

Butler ED (1950) The treatment of acute infections of the hand. Californ Med 73: 481–488

Cornwall R (2006) Finger metacarpal fractures and dislocations in children. Hand Clin 22(1): 1–10

Dahaghin S, Bierma-Zeinstra SMA, Ginai AZ, Pols HAP, Hazes JMW, Koes BW (2005) Prevalence and pattern of radiographic hand osteoarthritis and association with pain and disability (the Rotterdam study). Ann Rheum Dis 64: 682–687

Das Gupta K, Hornung RW, Back C, Germann G (1996) Funktionelle Ergebnisse nach operativer Versorgung von Verletzungen der Fibrocartilago palmaris. Handchir Mikrochir Plast Chir 28(5): 249–253

Dillon CF, Hirsch R, Rasch EK, Gu Q (2007) Symptomatic hand osteoarthritis in the United States: prevalence and functional impairment estimates from the third U.S. National Health and Nutrition Examination Survey, 1991–1994. Am J Phys Med Rehabil 86: 12–21

Dimitrova-Chakarova P, Prommersberger KJ, van Schoonhoven J, Mühldorfer-Fodor M (2025) Ergebnisse der Behandlung von Fingerkuppendefektverletzungen mit einem semiokklusiven Verband („Folienverband") in Kombination mit operativer Versorgung im Rahmen einer erweiterten Indikationsstellung. Handchir Mikrochir Plast Chir 57(1): 32–43

Ellis M (1965) Infections of the hand. Br Med J 2(5475): 1415–1416

Epping W (1992) Der modifizierte Verschiebelappen nach Dellon zur Rekonstruktion der Daumenkuppe. Oper Orthop Traumatol 4: 195–202

Fassler PR (1996) Fingertip injuries: evaluation and treatment. J Am Acad Orthop Surg 4: 84–92

Flint MH (1956) Some observations on the vascular supply of the nail bed and terminal segments of the finger. Br J Plast Surg 8: 186–195

Franz T, Vögelin E (2012) Aseptic tissue necrosis and chronic inflammation after irrigationof penetrating hand wounds using Ocentisept™. J Hand Surg Eur 37: 61–64

Gill MJ, Arlette J, Tyrrell DL (1988) Herpes simplex virus infection of the hand. A profile of 79 cases. Am J Med 84: 89–93

Ghobadi F, Anapolle DM (1994) Irreducible distal interphalangeal joint dislocation of the finger: a new cause. J Hand Surg Am 19(2): 196–198

Graa P, Löw S, Unglaub F, Müller LP, Eysel P, Spies CK (2023) Behandlung von Strecksehnenverletzungen der Hand. Orthopädie 52(5): 417–431

Gross G, Doerr HW (2001) Atypische Herpes-simplex Virus Typ II-Manifestation an der Hand. Hautarzt 52: 807–811

Horstmann E (1957) Die Haut. In: Bargmann W (Hrsg) Handbuch der mikroskopischen Anatomie des Menschen. 3. Band, 3. Teil: Haut und Sinnesorgane. Springer

Huq S, George S, Boyce DE (2009) Zone 1 flexor tendon injuries: a review of the current treatment options for acute injuries. J Plast Reconstr Aesthet Surg 66(8): 1023–1031

Hülsemann W, Habenicht R (2009) Schwere Nebenwirkungen nach Ocentisept™- Spülung von Perforationswunden im Kindesalter. Handchir Mikrochir Plast Chir 41: 277–282

Jensen V, Bøggild H, Johansen JP (1999) Occupational use of precision grip and forceful gripping, and arthrosis of finger joints: a literature review. Occup Med 49: 383–388

John HT (1956) Primary skin cancer of the fingers simulating chronic infection. Lancet 270: 662–664

Johnson JW, Culp RW (2009) Acute ulnar collateral ligament injury in the athlete. Hand Clin 25(3): 437–442

Kanavel AB (1914) Infections of the hand, 2. Aufl. Lea & Febiger, Philadelphia

Kato N, Nemoto K, Nakajima H, Motosuneya T, Fujikawa K (2003) Primary repair of the collateral ligament of the proximal interphalangeal joint using a suture anchor. Scand J Plast Reconstr Surg Hand Surg 37(2): 117–120

Kleinert HE, Verdan C (1983) Report of the committee on tendon injuries (international federation of societies for surgery of the hand). J Hand Surg Am 8(5 PT 2): 794–798

Kloppenburg M, Kwok WY (2011) Hand osteoarthritis—a heterogeneous disorder. Nat Rev Rheumatol 8: 22–31

Langer MF, Surke C, Lötters E (2011a) Infektion der Fingerbeere. Oper Orthop Traumatol 23: 174–183

Langer MF, Lötters E, Wieskötter B, Surke C (2011b) Die Nageltascheninfektionen der Finger – Behandlung der Paronychien. Oper Orthop Traumatol 23: 204–214

Langer MF, Wieskötter B, Oeckenpöhler S, Breiter S (2014) Akute Infektionen im Bereich des Fingernagels – die akuten Paronychien. Handchir Scan 1: 69–82

Leddy JP, Packer JW (1977) Avulsion of the profundus tendon insertion in athletes. J Hand Surg Am 2: 66–69

Manara M, Bortoluzzi A, Favero M, Prevete I, Sciré CA, Bagnato G, Bianchi G, Ceruso M, Checchia GA, D'Avola GM, Di Giacinto G, Frediani B, Lombardi A, Mannoni A, Mascheroni G, Matucci Cerinic M, Punzi L, Richelmi P, Scarpellini M, Torretta F, Migliore A, Ramonda R, Minisola G (2013) Italian Society for Rheumatology recommendations for the management of hand osteoarthritis. Reumatismo 65: 167–185

Mann RJ (1988) Felon. Infections of the hand. Lea & Febiger, Philadelphia: 21–29

Merrell G, Slade JF (2011) Dislocations and ligament injuries in the digits. In: Wolfe SW, Hotchkiss RN Pederson WC, Kozin SH (Hrsg) Green's operative hand surgery. Churchill Livingston, London: 291–332

Miyake J, Masatomi T, Murase T, Takahi K, Moritomo H, Yoshikawa H (2012) Corrective osteotomy and ligament repair for longstanding radial collateral ligament tear of the proximal interphalangeal joint: case series. J Hand Surg Am 37(3): 440–445

Mörike KD (1955) Ein bindegewebiges Halfter um das Matrixepithel des Nagels und der Krallen. Z Anat Entwickl Gesch 119: 23–27

Moxley G, Meulenbelt I, Chapman K, van Diujn CM, Slagboom PE, Neale MC, Smith AJP, Carr AJ, Loughlin J (2010) Interleukin-1 region meta-analysis with osteoarthritis phenotypes. Osteoarthr Cartil 18: 200–207

Mühldorfer-Fodor M, Hohendorff B, Vorderwinkler K-P, van Schoonhoven J, Prommersberger K-J (2013) Behandlung von Fingerkuppendefektverletzungen mit dem Semiokklusionsverband nach Mennen und Wiese. Oper Orthop Traumatol 25: 104–114

Netscher DT, Aburto J, Koepplinger M (2012) Subungual glomus tumor. J Hand Surg Am 37(4): 821–823

Oberlin C (1994) A reversed digital artery island flap for the treatment of fingertip injuries. J Hand Surg Am 19(2): 342–343

Orthner E, Kwasny W, Schabus R (1987) Ergebnisse nach konservativer Behandlung von Verletzungen des palmaren Kapselband-Apparates der Mittelgelenke der Langfinger. Handchir Mikrochir Plast Chir 19(5): 263–268

Palmer AK, Linscheid RL (1977) Irreducible dorsal dislocation of the distal interphalangeal joint of the finger. J Hand Surg Am 2(5): 406–408

Pohl W (1948) Das Panaritium. Wiener Beiträge zur Chirurgie. Band II. Demel R Hrsg. Maudrich, Wien

Rigopoulos D, Larois G, Gregoriou S, Alevizos A (2008) Acute and chronic paronychia. Am Fam Physician 77(3): 339–346

Ritting AW, O'Malley MP, Rodner CM (2012) Acute paronychia. J Hand Surg 37A: 994–996

Riyazi N, Rosendaal FR, Slagboom E, Kroon HM, Breedveld FC, Kloppenburg M (2008) Risk factors in familial osteoarthritis: the GARP sibling study. Osteoarthr Cartil 16: 654–659

van Saase JL, van Romunde LK, Cats A, Vandenbroucke JP, Valkenburg HA (1989) Epidemiology of osteoarthritis: zoetermeer survey. Comparison of radiological osteoarthritis in a Dutch population with that in 10 other populations. Ann Rheum Dis 48: 271–280

Sagiorni S, Manelli A, Congiu T, Bini A, Pilato G, Reguzzoni M, Raspanti M (2008) Microvascularization of the human digit as studied by corrosion casting. J Anat 204(2): 123–131

Schmidt HM, Lanz U (2003) Chirurgische Anatomie der Hand, 2. Aufl. Thieme

Spies CK, Unglaub F (2024a) Akute und chronische ligamentäre Verletzungen der Fingergelenke und des Daumens (Distorsionen und Luxationen). In: Sauerbier M, Eisenschenk A, Krimmer H, Langer M (Hrsg) Handchirurgie, 2. Aufl. Elsevier

Spies CK, Unglaub F (2024b) Distorsionen und Luxationen der Daumen- und Fingergelenke – Therapie und Nachbehandlung. Springer

Spies CK, Hohendorff B, Löw S, Müller LP, Oppermann J, Hahn P, Unglaub F (2017) Die Fingerendgelenkversteifung mit der Doppelgewindeschraube. Oper Orthop Trauma 29(5): 374–384

Spies CK, Langer M, Müller LP, Oppermann J, Löw S, Unglaub F (2018a) Ligamentäre Verletzungen und Bandinstabilitäten der Fingergelenke. Orthopäde 47(2): 175–188

Spies CK, Langer M, Hahn P, Müller LP, Unglaub F (2018b) The treatment of primary arthritis of the finger and thumb joint. Dtsch Arztebl Int 115(16): 269–275

Spies CK, Müller LP, Oppermann J, Langer MF, Hohendorff B, Löw S, Unglaub F (2020) Defektdeckung mit dem anterograden homodigitalen Insellappen nach Venkataswami. Oper Orthop Trauma 32(6): 477–485

Thornton DJA, Lindau T (2010) Hand infections. Orthop Trauma 24: 186–196

Unglaub F, Langer MF, Unglaub JM, Müller LP, Hahn P, Spies CK, Löw S (2018) Defektdeckung an den Fingern und am Daumen: Indikation und Therapie. Unfallchirurg 121: 321–334

Venkataswami R, Subramanian N (1980) Oblique triangular flap. Plast Reconstr Surg 66: 296–300

Yao J (2022) Dislocations and ligament injuries of the digits. In: Wolfe SW, Pedersen WC, Kozin SH, Cohen MS (Hrsg) Green's operative Hand Surgery, 8. Aufl. Churchill Livingston, London: 326–364

Yusuf E, Nelissen RG, Ioan-Facsinay A, Stojanovic-Susulic V, DeGroot J, van Osch G, Middeldorp S, Huizinga TW, Kloppenburg M (2010) Association between weight or body mass index and hand osteoarthritis: a systematic review. Ann Rheum Dis 69: 761–765

Zhang Y, Xu L, Nevitt MC, Niu J, Goggins JP, Aliabadi P, Yu W, Lui LY, Felson DT (2003) Lower prevalence of hand osteoarthritis among Chinese subjects in Beijing compared with white subjects in the United States: the Beijing Osteoarthritis Study. Arthritis Rheum 48: 1034–1040

Zhang W, Doherty M, Leeb BF, Alekseeva L, Arden NK, Bijlsma JW, Dincer F, Dziedzic K, Hauselmann HJ, Kaklamanis P, Kloppenburg M, Lohmander LS, Maheu E, Martin-Mola E, Pavelka K, Punzi L, Reiter S, Smolen J, Verbruggen G, Watt I, Zimmermann-Gorska I (2008) EULAR evidence-based recommendations for the diagnosis of hand osteoarthritis: report of a task force of ESCISIT. Ann Rheum Dis 68: 8–17